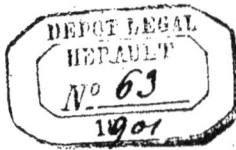

Docteur Cassius SÉNÉS

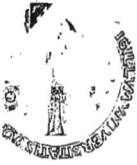

Traitement

de l'Entropion

et du Trichiasis

de la paupière inférieure

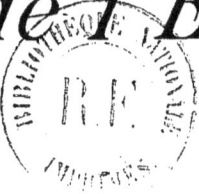

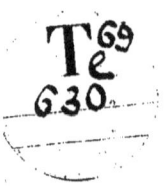

MONTPELLIER

GUSTAVE FIRMIN ET MONTANE.

TRAITEMENT

DE

L'ENTROPION ET DU TRICHIASIS

DE LA PAUPIÈRE INFÉRIEURE

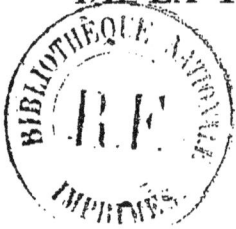

PAR

Cassius SÉNÉS

DOCTEUR EN MÉDECINE

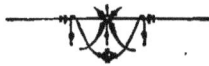

MONTPELLIER

IMPRIMERIE Gustave FIRMIN et MONTANE

RUE FERDINAND-FABRE ET QUAI DU VERDANSON

———

1901

A LA MÉMOIRE DE MA MÈRE

A MON PÈRE

·Pour son amour — Pour ses sacrifices.

SÉNÉS.

A CELLE QUI VA PARTAGER MA VIE

SÉNÉS.

A MES PARENTS

A MES AMIS

SÉNÉS.

Avant d'aborder notre sujet, il est, pour nous, un devoir agréable, c'est de nous acquitter de la dette de reconnaissance que nous avons contractée envers tous ceux qui se sont intéressés à notre instruction médicale.

Que nos Maîtres de l'Ecole de médecine de Marseille reçoivent nos remercîments pour le précieux enseignement qu'ils nous ont donné.

Qu'il nous soit permis d'adresser à nos Maîtres de la Faculté de Montpellier l'expression de notre vive gratitude, pour la bienveillance avec laquelle ils nous ont reçu, et pour l'enseignement qu'ils nous ont donné pendant le temps, trop court, que nous avons pu passer auprès d'eux. Nous garderons toujours un précieux souvenir de leurs savantes leçons.

Nous ne saurions trop remercier M. le professeur Truc pour la bienveillance avec laquelle il nous a accueilli quand nous nous sommes adressé à lui, et de l'honneur qu'il nous a fait en acceptant la présidence de cette thèse.

INTRODUCTION

Nous avons eu l'occasion, dans le service de M. le professeur Truc, de suivre une malade atteinte de trichiasis granuleux total des deux paupières inférieures. La marginoplastie, avec le procédé de Junge, a été appliquée et a donné des résultats excellents.

Cette observation nous a engagé, après les conseils de M. le professeur Truc, à chercher les divers procédés déjà employés pour le trichiasis inférieur. Nous avons trouvé seulement un petit nombre d'observations.

Notre travail comprend seulement trois chapitres.

Dans la première partie de notre travail, nous faisons quelques considérations anatomiques propres à la paupière inférieure, et nous indiquons la pathogénie du trichiasis et les indications que doit se proposer de remplir le chirurgien.

Nous énumérons ensuite les procédés employés déjà dans le traitement du trichiasis de la paupière inférieure, en insistant sur les procédés en vanne de M. Truc, et sur la marginoplastie en anse de panier, aussi employée par notre Maître.

Suivent, enfin, toutes les observations du trichiasis inférieur que nous avons pu réunir.

TRAITEMENT

DE

L'ENTROPION ET DU TRICHIASIS

DE LA PAUPIÈRE INFÉRIEURE

CHAPITRE PREMIER

PARTICULARITÉS ANATOMIQUES — PATHOGÉNIE DU TRICHIASIS — INDICATIONS DU TRAITEMENT

Le traitement de l'entropion granuleux avec trichiasis est, certes, une question aujourd'hui bien connue, et les divers procédés opératoires, combinés entre eux ou employés isolément, suivant les cas, ont fait leurs preuves.

Toutefois, les divers chirurgiens qui se sont occupés de l'entropion avaient surtout en vue la paupière supérieure. Cette préoccupation était bien justifiée, vu la gravité et la fréquence de cette affection.

Nous n'avons trouvé aucune étude relative spécialement au trichiasis granuleux de la paupière inférieure.

Ceci est suffisamment expliqué par l'analogie de constitution anatomique et de lésions entre les deux paupières supérieure et inférieure. Toutefois, si cette analogie est très grande, elle n'est pas complète et cette assertion, que nous allons développer en quelques phrases, justifie le sujet de notre thèse.

Ce sujet nous a été suggéré par M. le professeur Truc, qui vient d'obtenir un résultat excellent par une marginoplastie totale, faite, chez une malade, aux deux paupières inférieures. (Observ. V.)

La paupière inférieure constitue, comme la paupière supérieure, un voile membraneux recouvrant en avant le globe de l'œil. Elle est constituée, d'avant en arrière, par la peau, le muscle orbiculaire, le ligament suspenseur avec le cartilage tarse et la conjonctive.

La peau de la paupière inférieure est très fine : elle est abondamment pourvue de glandes sudoripares. Un tissu conjonctif lâche sert à relier la peau au muscle orbiculaire. Ce tissu permet facilement la dissection de la peau et favorise son allongement. Cette souplesse de la peau appartient à la paupière supérieure aussi bien qu'à la paupière inférieure. La peau des régions voisines est aussi riche en tissu cellulaire ; il en résulte que l'excision d'un lambeau cutané aura toujours un bien faible résultat. Toutefois, une particularité existe à la paupière inférieure ; la laxité des tissus environnant cette dernière est moins considérable. La peau de la joue se laisse moins facilement distendre que celle qui avoisine le sourcil. La pesanteur contre laquelle on est obligé de lutter pour redresser la paupière supérieure vient aider notablement au redressement de l'inférieure par une action d'autant plus efficace qu'elle est continue.

Le tarse de la paupière inférieure est une lamelle fibreuse, très forte, très dure, qui occupe la portion marginale de cette même paupière.

Son bord adhérent se continue avec le ligament suspenseur. Son bord libre correspond à l'intervalle situé entre les deux paupières : la fente palpébrale. Il est à peu près rectangulaire; sa largeur est deux fois moindre que celle de la paupière supérieure.

La région du muscle orbiculaire, la conjonctive et le cul-de-sac inférieur ne présentent aucune particularité. En somme, les différences portent surtout sur la peau et le tarse. Nous allons trouver tout à l'heure d'autres différences pathologiques qui vont nous permettre d'établir les indications rationnelles du trichiasis de la paupière inférieure.

PATHOGÉNIE DU TRICHIASIS DE LA PAUPIÈRE INFÉRIEURE

D'abord, l'entropion granuleux avec trichiasis est rare à la paupière inférieure. Il est rare parce que la présence des granulations est peu fréquente à cette paupière ; les granulations affectent, en effet, de préférence, le cul-de-sac supérieur. En second lieu, la largeur moindre du tarse expose moins aux déformations, aux incurvations de cette membrane, et favorise moins l'entropion granuleux. Quand l'entropion avec trichiasis sera constitué, les frottements des cils contre la cornée provoqueront en général moins de désordre puisque les mouvements de la paupière inférieure sont moins étendus.

Ici, comme à la paupière supérieure, les lésions causales de l'entropion sont, outre l'incurvation du tarse, ici bien rare, et la rétraction conjonctivale, d'importance peu grande, surtout la destruction du bord marginal, qui, aminci, atrophié, ne présente plus, entre les deux crêtes conjonctivale et ciliaire, une surface cutanée, une marge.

En effet, ici, à la paupière inférieure, l'importance de cette face marginale est considérable. Nous la décrirons tout d'abord en quelques mots.

Elle est large de deux millimètres et limitée par deux arêtes. L'arête postérieure ou conjonctivale est située un peu en arrière d'une rangée d'orifices livrant passage au produit de sécrétion des glandes de Meibomius; ces orifices sont au nombre de 20 à 30.

L'arête antérieure ou cutanée est recouverte de poils obliquement implantés dans son épaisseur. Ils sont disposés en une, deux ou trois rangées irrégulières ; leur nombre est de 70 à 75, moitié moindre qu'à la paupière supérieure. Ils se dirigent en bas, formant une convexité supérieure qui touche la convexité dirigée en bas formée par les cils de la paupière supérieure. Cette direction des cils est déjà déterminée par une inflexion correspondante de leur portion implantée dans le bord palpébral.

La surface marginale située entre les deux arêtes est revêtue d'un épithélium à cellules plates, comme l'épiderme cutané, et qui offre ceci de particulier que le derme recouvrant sa face profonde est à mailles serrées et se confond avec l'épanouisssement du cartilage tarse. En vertu de cette adhérence, la marge est absolument solidaire du tarse et l'accompagne dans toutes ses déviations.

La destruction de cette marge domine la pathogénie du trichiasis de la paupière inférieure. Une fois les cils déviés en arrière, le frottement contre le globe oculaire va être permanent.

Bientôt, par voie réflexe, va survenir une aggravation de la maladie, c'est-à-dire les contractions du muscle orbiculaire. Or, si nous avons affaire, suivant l'expression de M. le professeur Truc, à des lympho-granuleux, à peau flasque, chez qui la périphérie du muscle est comme paralysée par un tissu gonflé et fortement modifié, la partie palpébrale seule du muscle se contractera spasmodiquement et exagérera le trichiasis.

INDICATIONS DU TRAITEMENT.— Si nous nous demandons maintenant quelles sont les indications rationnelles du trichiasis, nous verrons qu'elles se réduisent au petit nombre suivant : conserver les cils, les placer dans une situation où ils ne puissent nuire, les empêcher de revenir plus tard à leur position primitive.

En effet, nous considérons comme nulle, à la paupière inférieure, l'indication de redresser le tarse, puisque son incurvation est si rare ; et le spasme de l'orbiculaire cessera avec la suppression du point de départ du réflexe : le trichiasis.

1° *Conserver les cils.* — Comme le dit Branchu dans sa thèse, les cils sont des organes protecteurs qu'on ne détruit pas impunément. Leur perte a pour conséquence une inflammation perpétuelle de la conjonctive, et par cela seul, dit Velpeau, la raison repousse toutes les méthodes qui consistent dans l'enlèvement des cils.

On a, en effet, enlevé les cils par arrachement simple ; mais, outre l'inconvénient précédent, il y en a d'autres : les cils d'abord repoussent bientôt, au bout de dix jours environ ; de plus, leur vitalité ne dépasse pas cent jours d'après les recherches de Moll et de Donders. Donc toute opération qui s'adresse au cil lui-même, pour l'arracher, le déplacer, le relever, doit être plus tard renouvelée.

Pour les raisons précédemment indiquées, nous excluons également toute opération qui s'attaque aux bulbes et qui cherche à les détruire soit isolément, soit en bloc ; nous faisons ici le procès de la cautérisation par le fer rouge, le galvanocautère et le bistouri, qui a été aussi employé dans ce but.

2° *Comment remplir maintenant les deux autres indications ?* — Pour écarter les cils du globe oculaire, il n'y a qu'un procédé qui puisse donner de bons résultats ; c'est la transplantation du sol ciliaire. Il faudra détacher des plans profonds la crête antérieure qui porte les cils, la faire glisser en avant et la fixer en ce point.

Enfin, pour empêcher le retour du trichiasis, ne semble-t-il pas rationnel d'interposer entre la lèvre meibomienne de la paupière et le sol ciliaire un lambeau cutané ou muqueux qui maintienne l'écartement ?

Nous avons dit que le bord ciliaire est atrophié, détruit, sa marge a disparu ; il faut la reconstituer par ce moyen ; c'est la marginoplastie.

CHAPITRE II

PROCÉDÉS OPÉRATOIRES DÉJA EMPLOYÉS

Nous n'avons pas l'intention de faire une étude complète, détaillée, de tous les procédés applicables au traitement du trichiasis de la paupière inférieure. Il nous faudrait faire une revue générale des deux groupes de procédés qui répondent aux indications que nous avons à remplir. Nous voulons parler de la transplantation du bord ciliaire et de la marginoplastie.

On trouvera cette revue générale dans les thèses de Adoul (1) (de Montpellier) et Branchu (2) et dans le travail de Truc et Villar (3) paru dans les *Annales d'oculistique* (1896).

Nous nous bornerons seulement à énumérer dans ce chapitre les opérations faites spécialement à la paupière inférieure et dont nous avons retrouvé les observations dans un certain nombre de thèses.

PROCÉDÉ DE M. LE PROFESSEUR PANAS.—Le chirugien de

---

(1) Adoul, 1885. — *De l'entropion* (Th. de Montpellier, n° 18).

(2) Branchu, 1884-85.—*De la transplantation du sol ciliaire dans le trichiasis et l'entropion* (Th. de Paris, t. III, n° 218).

(3) Truc et Villar, 1896. Tarso-marginoplastie à lambeau pédiculé (*Annales d'oculistique*).

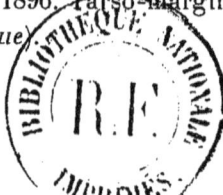

2

l'Hôtel-Dieu a fait plusieurs fois à la paupière inférieure
la transplantation du bord ciliaire. Transplanter le bord
ciliaire, ou plutôt la crête ciliaire, exige toujours deux
temps opératoires. Le premier temps consiste à détacher
la crête ciliaire des plans profonds. Dans le second, on
fixe ce bord soit à la peau, après résection d'une languette
cutanée, soit à un soutien plus solide : le tarse ou le ligament suspenseur.

A l'inverse de Arlt, qui dédoublait ce bord de haut en
bas en respectant, la partie inférieure du lambeau ciliaire,
qu'il laissait adhérent, Panas dédouble de bas en haut, respectant le bord marginal, qu'il laisse intact. Voici les
divers temps de son opération.

1er *temps : Incision horizontale.* — La peau étant bien
tendue avec la spatule, on fait une incision horizontale,
parallèle au bord palpébral et distante de ce bord de
4 à 5 millimètres.

2me *temps : Incision verticale.* — A chaque extrémité de
l'incision horizontale, on pratique une incision verticale,
qui commence au bord libre de la paupière, rejoint la ligne
horizontale et la dépasse.

3me *temps : Excision d'un lambeau cutané.* — Les extrémités inférieures des 2 lignes verticales sont réunies par
une incision parallèle à l'incision pratiquée dans le 1er temps.
On obtient ainsi un rectangle cutané, complètement isolé,
que l'on saisit avec une pince et que l'on excise en même
temps que les faisceaux musculaires sous-jacents.

4me *temps : Dissection du lambeau ciliaire.* — C'est le
dédoublement de la paupière qui se fait de bas en haut.
On ne touche pas au bord marginal. On obtient ainsi un
lambeau ou volet rectangulaire.

5me *temps : Transplantation du sol ciliaire.* — Sutures. On passe l'aiguille dans le lambeau *inférieur,* puis, la conduisant sous le lambeau ciliaire, on la fait sortir au niveau de la rangée des cils. Trois autres ligatures sont généralement suffisantes pour fixer toute la paupière. Les fils, une fois liés, sont tendus de façon à renverser légèrement la paupière et fixés sur la joue avec du collodion.

Ici, la cicatrisation permet au lambeau ciliaire de se réunir non seulement à la peau par son bord inférieur, mais aussi au tarse par toute l'étendue de sa face profonde.

Nous rapportons à la fin de notre thèse quatre observations d'opération de trichiasis inférieur par ce procédé ; toujours les résultats ont été excellents.

PROCÉDÉ DU Dr NICATI (1). — Ce procédé fait partie du groupe des procédés marginoplastiques par lesquels on se propose de refaire un bord marginal, une marge, à la paupière inférieure.

Nicati appliqua à cette paupière son procédé en juin 1883.

« Il transplante entre les cils et la conjonctive une
» bande de peau destinée à reconstituer le rebord cutané.
» Voici comment il procède : le rebord ciliaire étant saisi
» avec des pinces, il coupe avec des ciseaux toute la por-
» tion du bord qu'il s'agit de transplanter, tout en la
» laissant adhérente par la partie interne. Il détache aussi
» un lambeau horizontal, haut de 4 à 5 millimètres, et com-
» prenant dans son épaisseur la peau avec les cils et le
» muscle ciliaire. Il réunit par quelques sutures les lèvres

---

(1) Meyer. — *Traité pratique des maladies des yeux,* 2e édition, p. 701.

» de la plaie. Ceci fait, il circonscrit au bistouri la nou-
» velle face marginale et implante dans cette incision le
» lambeau ciliaire, à l'aide de quelques sutures. Il propose
» aussi de partager le rebord ciliaire en deux lambeaux,
» lorsque le trichiasis occupe toute la longueur de la
» paupière ».

Nous avons trouvé l'observation d'une malade opérée
du trichiasis inférieur par M. le Dr Dianoux.

PROCÉDÉ DE DIANOUX. — Dans ce procédé, on dissèque
soigneusement deux lambeaux, tous deux libres à leur
partie profonde, médiane, adhérents à leurs extrémités,
parallèles l'un à l'autre, contigus ; l'un est ciliaire, l'autre
cutané. Quand la dissection de chacun d'eux est terminée,
on fait glisser le lambeau cutané au-dessous de l'autre, de
sorte qu'il vienne prendre sa place. Le lambeau ciliaire,
passant au-dessus, descend au contraire et s'écarte du
bord marginal.

On trouvera la description détaillée de ce procédé dans
la thèse de Parant (1883) (1). Nous insisterons cependant
sur l'interposition des deux lambeaux.

La bandelette cutanée, prenant la place qu'occupait le
sol ciliaire, est fixée par trois points de suture placés au
centre et aux deux extrémités de son bord supérieur, au
bord libre de la charpente cartilagineuse.

Enfin, pour maintenir en bonne position le lambeau
ciliaire, deux ou trois points de suture sont passés dans
l'épaisseur du cartilage, comprenant le bord inférieur de
ce lambeau.

_____

(1) Parant — _Traitement du trichiasis et de l'entropion par la
tarsoplastie_, Lyon, t. III, n° 218.

Dianoux ajoute qu'au bout de quelques semaines, au point d'entrecroisement des lambeaux, l'épiderme macéré disparaît, et une soudure intime se produit entre la face cruentée et la face épidermique.

Pratique de M. le Professeur Truc.—Nous avons vu employer par M. le professeur Truc de nombreux procédés pour le traitement du trichiasis granuleux de la paupière inférieure. Toutefois, il en est un que nous allons particulièrement décrire, et qui a souvent donné les meilleurs résultats. C'est le procédé *en vanne.*

Déjà en 1894 (1), se préoccupant de l'ectropion lacrymal chez les vieillards, de l'ectropion juvénile et lymphatique, et de l'ectropion *ex vacuo* se produisant chez les énucléés, M. Truc avait employé ce procédé.

Ce dernier consiste simplement dans les trois temps suivants :

I. En un dédoublement palpébro-marginal ou intra-cellulaire plus ou moins profond ;

II. En l'élévation de la lame postérieure tarso-muqueuse ;

III. En la blépharopexie muco-cutanée.

Voici, d'après la thèse de Leprince, la description de ce procédé en vanne appliqué à l'entropion.

1° *Dédoublement vertical de la paupière.* — Une incision intermarginale verticale, profonde, est pratiquée en arrière des cils, d'une commissure à l'autre, dans la couche cellu-

---

(1) 1897. Thèse de Cader. — *Traitement de l'ectropion lacrymal* (Thèse de Montpellier).

1898. Thèse de Leprince. — *Traitement de l'ectropion lacrymal* (Thèse de Montpellier).

leuse, de manière à dédoubler la paupière en deux lames : *lame antérieure,* qui comprend la peau de l'orbiculaire, et *lame postérieure,* avec le tarse et la conjonctive. Le dédoublement doit être d'autant plus profond que l'entropion est plus prononcé.

2° *Relèvement en vanne de la lame postérieure.* — Avec des pinces à griffes ou avec trois anses de fils passées à travers la lame postérieure, on relève celle-ci par glissements au-dessus de la lame antérieure, à la hauteur voulue, de telle sorte que la muqueuse s'élève de quelques millimètres, et qu'au contraire, la peau descende.

3° *Blépharopexie muco-cutanée.* — La lame postérieure ayant été remontée au degré désiré, on fixe les deux lames par un ou deux points de suture : ces points sont ainsi placés de telle sorte que, passant à travers la lame musculo-cutanée, tout près du bord marginal, ils traversent la lame tarso-muqueuse à une certaine distance du bord libre, d'autant plus loin de ce bord que la correction doit être plus grande.

C'est ainsi qu'on fait jouer à volonté, par la disposition des sutures, les deux lames, et qu'on remonte l'une pour faire descendre l'autre, suivant qu'on a affaire à l'ectropion ou à l'entropion.

M. Truc a appliqué de nombreuses fois ce procédé à la paupière inférieure ; il lui a toujours donné de bons résultats.

Toutefois, une condition essentielle du succès est l'exagération de la correction au moment de l'opération.

En effet, il survient une rétraction consécutive après quelques jours, qui pourrait nuire au bon résultat final.

Dans un des derniers cas où l'opération fut pratiquée chez un malade dont nous rapportons l'observation dans notre travail (Obs. V), le trichiasis se reproduisit au bout de quelque temps parce que la correction avait été insuffisante. Il est vrai de dire que, en même temps, une poussée de granulations était survenue à cette paupière. On sait que dans ces conditions l'opération peut être fortement compromise.

Signalons avec ce procédé celui de Thiébaut, paru après celui de M. le professeur Truc, dans lequel on pratique aussi le dédoublement de la paupière ; ensuite on fait avec de simples sutures l'adaptation du lambeau musculo-cutané sur le plan tarsal. Mais ces sutures sont isolées, constituées par deux ou trois anses, dont le milieu repose sur la muqueuse palpébrale et dont *les chefs* libres sortent au milieu du bord ciliaire. De plus, Thiébaut faisait précéder son opération d'une canthoplastie. Mais il n'a jamais appliqué son procédé à la paupière inférieure.

Dans le trichiasis total de la paupière inférieure, M. Truc a employé la *suture en surget*. Le crin de Florence est placé en surget, de la commissure externe à la commissure interne, les deux chefs terminaux du fil se trouvent en avant. Ils sont immobilisés par un plomb percé d'un trou à travers lequel pénètre chacun des fils, et qu'une forte pince écrase tout près de la peau, immobilisant le fil et exerçant sur lui la traction qui correspond à la correction que désire obtenir le chirurgien.

Le procédé en vanne peut donner, surtout dans les trichiasis partiels, une guérison complète. Ce procédé est simple : dédoublement de la paupière et sutures. Tel est, en deux mots, le manuel opératoire. Il n'exige qu'une instrumentation très réduite ; de plus, il est rapide et ne comporte pas la minutie des procédés marginoplastiques ordinaires.

On peut par ce moyen doser, pour ainsi dire, le rélève-
ment du lambeau postérieur, suivant la distance du bord
libre à laquelle pénètre l'aiguille dans ce lambeau. Il suffit
seulement d'exagérer plutôt la correction, d'avoir un excès
de doublure au moment où on place les fils afin d'être
assuré de la permanence des résultats.

Les quatre premières observations qu'on trouvera à la
fin de notre travail sont relatives à ce procédé en vanne,
et montrent les effets heureux et durables de cette opération.

Procédé de Junge. — M. le professeur Truc a également employé un procédé de marginoplastie qui vient de
donner, il y a quelques semaines, à la clinique de Montpellier, un résultat excellent. C'est la marginoplastie à
lambeau pédiculé qu'il avait déjà employé bien souvent
à la paupière supérieure : *procédé en anse de panier* ou
en pont, encore appelé *procédé de Junge.* Il est particulièrement indiqué dans les cas de trichiasis total. Voici les
divers temps cette opération :

1ᵉʳ *temps :* Incision du bord libre de la paupière inférieure, d'une extrémité à l'autre, l'aide tendant fortement
la paupière. L'incision passe en arrière de la ligne des cils
un peu en avant, si possible, de la ligne d'orifice des glandes
de Meibomius.

2ᵐᵉ *temps :* Incision horizontale, cutanée, au-dessous de
la ligne des cils, parallèle à cette dernière, et à une distance
de 4 ou 5 millimètres.

3ᵐᵉ *temps :* Nouvelle incision parallèle à la précédente et
au-dessous d'elle, à 3 ou 4 millimètres.

4ᵐᵉ *temps :* 2 incisions verticales, l'une en dehors, au
niveau de la commissure externe, l'autre en dedans, au

niveau de la commissure interne, partant de l'incision marginale faite dans le 1er temps et aboutissant aux extrémités de l'incision cutanée faite dans le 2e temps.

5me *temps* : Dissection du lambeau cutané limité par les 2 lignes horizontales cutanées pour le détacher des parties profondes.

6me *temps* : On fait passer le lambeau cutané, comme une jugulaire, ou une anse de panier, au-dessus des cils et entre les lèvres de l'incision marginale ; chacune de ses extrémités passe entre les lèvres de chacune des incisions verticales.

Deux ou trois points de suture réunissent le bord postérieur du lambeau à la lèvre meibomienne de l'incision marginale.

Cette opération, si nous nous en rapportons aux seules observations que nous avons trouvées, a été appliquée pour la première fois par M. le professeur Truc à la paupière inférieure. L'opération s'est faite très méthodiquement, malgré les difficultés anesthésiques, et la malade sortait au bout de quinze jours, complètement guérie (Observ. V).

Ce procédé de marginoplastie et le procédé en vanne que nous avons déjà décrit résument la pratique de M. Truc dans le traitement du trichiasis granuleux inférieur.

Le succès de cette opération de Junge appliquée à la paupière inférieure nous permet de conclure aux bons effets de la marginoplastie à lambeau.

PROCÉDÉ DE GAYET. — Ce procédé, souvent employé par M. Truc à la paupière supérieure doit aussi donner *a priori* des résultats heureux, et doit être employé quand le trichiasis est latéral, interne ou externe. Ce procédé, dont on trouvera le résumé dans les *Nouveaux éléments d'ophtalmologie* (1896) de Truc et Valude, et la description détaillée dans la thèse de Parant, consiste à prendre un lambeau adhérent au niveau d'une des commissures, en forme de tranche de melon, aux dépens de la paupière inférieure. Ce lambeau est interposé entre les lèvres d'une incision tarso-conjonctivale faite en arrière des cils. Cette particularité de l'incision, qui est tarsale et marginale, a permis à Gayet de donner à ce procédé le nom de tarso-plastie.

M. Truc a modifié légèrement ce procédé ; il supprime souvent, en effet, l'incision tarsale du premier temps ; ici, à la paupière inférieure, elle n'aurait d'ailleurs aucune indication ; nous avons déjà dit que les procédés tarsotomiques ou tarsoplastiques devaient, en général, être abandonnés.

On pourrait aussi, à la paupière inférieure, avec chances de succès, faire de la greffe cutanée, ou de la greffe muqueuse, en prenant dans ce dernier cas un lambeau muqueux à la lèvre inférieure.

Ainsi les procédés marginoplastiques sont tous rationnels ; ils répondent aux indications que nous nous étions proposés de remplir.

1° *Eloignement des cils.* — Certes, dans les procédés par transplantation, les cils sont éloignés du globe oculaire par un déplacement direct en bas, mais le bord palpébral, tiraillé, risque fort de s'amincir. Au contraire, dans la marginoplastie, les cils sont déplacés, non seulement dans le sens vertical, mais aussi dans le sens antéropostérieur, car le lambeau cutané vient augmenter l'épaisseur du bord palpébral.

2° *Atrophie du bord ciliaire.* — Ce bord est complètement reconstitué par cette opération ; une surface margi-

nale, une marge, est créée de toutes pièces ; de telle sorte
que les cils ne puissent désormais venir reprendre leur
place antérieure. Il faut avoir déjà examiné le bord aminci,
détruit dans toute sa longueur, d'une paupière granuleuse pour comprendre que la véritable guérison ne peut
s'obtenir que par interposition de lambeau, par auto-
plastie.

3° Il semble qu'un redressement en entier de la paupière en avant doit s'effectuer en même temps. Les deux
attaches de la bande cutanée, dit Dianoux, situées plus
bas que le bord libre de la paupière, tendent à abaisser
celle-ci et à la faire basculer en avant.

4° Le lambeau a été pris au tégument de la paupière.
« On a pris, comme dit M. le professeur Truc, de l'étoffe
pour faire de la doublure. »

Il y a là, à la paupière inférieure, surtout si l'opération
se fait chez un sujet lymphatique, à peau peu mobile, un
raccourcissement du tégument externe qui n'est pas sans
quelque importance. « C'est un poids qui vient s'ajouter à
celui qui est déjà dans la balance. »

On a quelquefois contesté la *vitalité des lambeaux* dans
la marginoplastie. Il est certain qu'un lambeau cutané
pris à la paupière opposée ou à la face interne du bras
est dans de mauvaises conditions de nutrition ; il prend
mal, se détache facilement.

Il vaut mieux avoir des lambeaux adhérents, et, à ce
point de vue, dans les trichiasis interne et externe, les
lambeaux de Gayet et Truc (en tranche de melon) réali-
sent les meilleures conditions de nutrition. De même dans
le trichiasis total, le lambeau en pont de Junge, qui présente deux pédicules, doit posséder une vitalité très satisfaisante.

Le lambeau ciliaire est aussi dans de bonnes conditions vasculaires; les deux incisions verticales qui servent à interposer les hiles du lambeau cutané n'ont aucun inconvénient; les branches de la palpébrale sont souvent sectionnées, mais la suppléance s'y fait rapidement.

Enfin nous devons nous préocuper de certains inconvénients que peut présenter le lambeau cutané placé au niveau du bord marginal, contre la cornée. Il y a frottement du fin duvet de poils du lambeau, d'où gêne, douleur et plaintes constantes du malade. Cet inconvénient, que M. le professeur Truc a constaté quelquefois à Montpellier, à la paupière supérieure, n'a jamais été observé à la paupière inférieure; les mouvements de celle-ci sont moins étendus, partant, l'irritation moins grande.

Si les résultats opératoires sont bons, les résultats fonctionnels sont excellents; plus de gêne, plus de douleur; la rougeur oculaire disparaît; les ulcères guérissent et les leucomes s'éclaircissent.

Enfin, les résultats esthétiques sont satisfaisants; les cicatrices cutanées disparaissent peu à peu et, au bout de quelque temps, il faut un examen attentif pour découvrir les signes d'une opération autoplastique antérieure.

OBSERVATIONS

OBSERVATION PREMIÈRE

(Clinique ophtalmologique de Montpellier. — Mars 1898)
Trichiasis total inférieur O D G. — Procédé en vanne. — Succès opératoire.

Le 25 février 1898, entre à la clinique Mlle Suzanne R...
Cette malade a été soignée de nombreuses fois à la clinique pour ses granulations, et avait déjà été opérée, le
14 janvier 1892, pour entropion avec trichiasis des deux
paupières supérieures. Le résultat avait été excellent, et
les bons effets de cette opération se sont maintenus.

Actuellement, on remarque, à l'inspection, de l'entropion
avec trichiasis étendu à la totalité des deux paupières
inférieures ; le bord marginal est fortement atrophié, les
tissus voisins sont résistants, la malade est fortement
lymphatique.

Le 12 mars 1898, la malade est opérée. M. le professeur
Truc pratique son procédé en vanne, avec dédoublement
de la paupière inférieure, et blépharopexie avec deux points
de suture qui établissent entre les deux lames palpébrales des rapports nouveaux et corrigent l'entropion.

Le 14 mars, premier pansement, le résultat opératoire
est excellent, les cils sont fortement déplacés en avant.

Le 20 mars, la malade sort guérie de l'hôpital.

OBSERVATION II

(Clinique ophtalmologique de Montpellier. — Juillet 1898)

Trichiasis de la paupière inférieure gauche. — Procédé en vanne. — Bons
résultats immédiats et consécutifs.

Mme Albertine C... entre à l'hôpital le 9 juillet 1898.
Elle se plaint de diminution de la vue à l'œil droit, et
d'une légère diminution à l'œil gauche.

Elle se plaint de la lourdeur des paupières, elle a du
blépharospasme, de la photophobie, et surtout de vives
douleurs aux deux yeux.

A l'examen, on constate à l'œil gauche une cornée trou-
ble, un œil dur, de l'anesthésie conjonctivale, une excava-
tion de la papille, signes suffisants pour faire penser au
glaucome.

A l'œil gauche, la vision est satisfaisante, la tension de
l'œil, normale; mais on trouve dans le cul-de-sac supérieur
et dans le cul-de-sac inférieur des granulations. Il y a, en
plus, à la paupière inférieure, du trichiasis.

Le 12 juillet, opération du trichiasis à la paupière inférieure. M. le professeur Truc applique son procédé en
vanne avec dédoublement de la paupière et sutures pour
la blépharopexie.

Les résultats opératoires sont excellents, et la malade
sort guérie le 27 juillet.

Le 12 octobre, la malade rentre à nouveau à la clinique pour diminution plus considérable de la vue à l'œil
droit; on pratique l'iridectomie à cet œil. On constate
à ce moment que la correction de l'entropion est complète
et persistante.

OBSERVATION III

(Clinique ophtalmologique de Montpellier. — Avril 1899)

Trichiasis de la paupière inférieure droite.— Procédé en vanne. — Résultat immédiat excellent. — Correction 9 mois après.

Le 13 avril 1899, entre à la clinique Mme A.... Philomène, marchande de légumes, pour y subir l'opération du strabisme.

Cette malade a une sœur qui souffre habituellement des yeux. Elle-même a été soignée pour granulations aux deux yeux, aujourd'hui complètement guéries. A l'examen, on remarque aux deux yeux un strabisme convergent alternant.

En plus, à l'œil droit, on observe la minceur du bord marginal, avec trichiasis.

Le 19 avril, M. le professeur Truc opère la paupière inférieure ; le trichiasis est corrigé par le *procédé en vanne*.

Le 25 avril, on constate que l'opération a donné les meilleurs résultats.

Le 2 mai, reculement des droits internes, droit et gauche, avec anesthésie.

9 mai. – Exeat. — Bon résultat dans la correction du strabisme et du trichiasis.

Le 14 décembre 1899, après traumatisme à l'œil gauche, la malade entre de nouveau à l'hôpital. Elle présente un ulcère de la cornée avec légère infiltration cornéenne. On constate alors que la correction du trichiasis a persisté à la paupière.

Exeat quinze jours après, avec leucome superficiel.

Observation IV

(Clinique ophtalmologique de Montpellier. — Juin 1899)
Trichiasis inférieur aux deux paupières. — Procédé en vanne. — Guérison.

Mlle I..., repasseuse, 29 ans, entre, le 23 mai 1899, à la clinique ; elle a été soignée depuis l'âge de 4 ans pour des granulations. Cependant, elle se trouve fortement améliorée depuis 6 ans.

A l'examen, on constate des signes de conjonctivite granuleuse aux deux yeux et du trichiasis des deux paupières inférieures, surtout marqué à gauche. Le 2 juin 1899, on opère le trichiasis des deux paupières inférieures par le procédé en vanne. M. le professeur Truc fait le dédoublement des paupières et la blépharopexie suivant son procédé habituel.

Le 10 juin, exeat : résultat opératoire excellent.

Observation V

(Clinique ophtalmologique de Montpellier (janvier 1901). — Relevée par
M. le docteur Delord, interne des hôpitaux).

Trichiasis granuleux des deux paupières inférieures droite et gauche. —
Atrophie du bord marginal, blépharospasme, chez une femme lymphatique
et lacrymale. — Procédé en vanne : insuccès — Procédé de Junge : guérison complète et permanente.

Marguerite R..., entre à la Clinique, le 2 octobre 1900. — Facies lymphatique ; joues flasques. — Elle présente des conjonctives couvertes de granulations à droite et à gauche, aux deux paupières supérieure et inférieure. Ulcères cornéens, iritis, sténose lacrymale et trichiasis aux deux paupières inférieures. Il y a atrophie du bord marginal, spasme excessif de la portion palpébrale du sphincter de la paupière inférieure.

Le 8 janvier 1901, le procédé en vanne avec surget est appliqué aux deux paupières. — Anesthésie générale ; placement d'un fil métallique à chacune des commissures pour tendre et soulever la paupière ; dédoublement de la paupière (procédé en vanne ordinairement employé à la clinique) ; enfin suture en surget traversant la lame musculo-cutanée près de son bord libre et la vanne tarsomuqueuse près du bord inférieur, adhérent au tarse. Le fil est serré et immobilisé aux deux extrémités par un plomb écrasé près de la peau. (Voir la description détaillée du procédé dans la thèse.)

Cette opération, qui avait donné un résultat opératoire excellent et un soulagement considérable à la malade, n'a pas eu un effet persistant. En effet, d'une part, la correction n'ayant pas été, au moment de l'opération, excessive (condition essentielle de succès dans ce procédé), d'autre part, le gonflement des tissus de cette malade si fortement lymphatique étant venu aussi faire obstacle à une guérison parfaite, le trichiasis s'est reproduit.

La malade rentre à la clinique le 23 mars. — Trichiasis total inférieur O D G, iritis, ulcères cornéens. On se décide alors à faire ici une large marginoplastie d'après le procédé en anse de Junge.

L'opération est faite le 25 mars ; le lambeau est pris à la paupière inférieure, maintenu adhérent à ses deux extrémités. Puis, on fait le dédoublement superficiel de la paupière inférieure, avec les deux incisions verticales des commissures, perpendiculaires au bord libre et destinées à livrer passage aux hiles du lambeau cutané. Enfin, on fait passer le lambeau cutané bien libéré des plans profonds par-dessus la crête ciliaire et en arrière d'elle, entre les lèvres de l'incision marginale ; deux points de suture sont placés entre le bord postérieur de ce lambeau et la crête Meibomienne.

L'opération a été un peu longue ; la malade, nerveuse, a eu une anesthésie mouvementée.

En revanche, les résultats ont été brillants ; le trichiasis est complètement guéri, la marge palpébrale est reconstituée, le lambeau cutané est bien toléré par le globe oculaire, les cils écartés suffisamment du globe oculaire. Les troubles cornéens eux-mêmes se sont améliorés et, avec le trichiasis, a été supprimé ce spasme réflexe qu'entretenait et exagérait le frottement des cils contre l'épithélium cornéen.

Le 7 avril. — Exeat. Guérison complète. La malade reviendra encore de temps à autre afin d'être surveillée et soignée pour ses granulations de la paupière supérieure, qui persistent encore, quoique en petit nombre.

OBSERVATION VI

(Service de M. le professeur Panas, octobre 1873. — Thèse de Menu, 1873).

Trichiasis de la paupière inférieure gauche. — Procédé de Panas.
Succès définitif.

Bertrande C..., 27 ans, entre, le 30 octobre 1873, à l'hôpital Lariboisière, salle Sainte-Marthe.

Elle a eu il y a 18 mois une conjonctivite granuleuse, pour laquelle elle a été soignée pendant 7 à 8 mois par un oculiste de Toulouse.

A son entrée, nous constatons la présence de trachome aux quatre paupières. A gauche, on constate de chaque côté la présence de 5 à 6 cils réunis en touffe, placés à peu près sur la partie moyenne de la paupière et venant frotter sur toute la moitié inférieure de la cornée. Cependant, la paupière n'est pas notablement renversée. Il est très difficile d'apercevoir de prime abord les cils déviés.

Le 14 novembre, on pratique le redressement de la paupière inférieure gauche, côté où la cornée était le plus fortement opacifiée.

L'opération est faite par le procédé de M. Panas ; mais comme ici l'affection est partielle, l'incision du premier temps ne mesure guère qu'un centimètre et demi de longueur, dépassant de quelques lignes les limites de la lésion. Pour le reste, l'opération se pratique comme nous l'avons décrit dans le procédé : on place 3 points de suture, que l'on fixe sur la joue avec du collodion. Pansement compressif.

La réunion a lieu le cinquième jour, après une suppuration très légère. Les cils sont complètement redressés, mais la cicatrice reste apparente.

Le 15, on refait la même opération par le même procédé à l'œil droit. La malade n'a plus voulu être chloroformée. On enlève un lambeau d'égale grandeur ou à peu près et l'on applique 3 points de sutures.

48 heures après, les fils sont retirés, la plaie est complètement cicatrisée. Les cils ont repris leur position normale.

OBSERVATION VII

(Service de M. le professeur Panas, avril 1873. — Thèse de Menu, 1873)

Trichiasis inférieur droit. — Procédé de Panas. — Guérison.

Rose D..., 19 ans, entre, le 30 avril, salle Sainte-Marthe.

Elle a toujours été soignée pour des granulations.

Le début du renversement de sa paupière remonte, dit-elle, à 4 ans, et n'a jamais occupé que les deux paupières du côté droit...

Le bord libre de la paupière inférieure présente, comme celui de la paupière supérieure, la rétraction de la conjonctive avec tendance au symblépharon ; le renversement de la paupière en dedans, avec frottement de cils, surtout à la partie moyenne. La conjonctive palpébrale est trachomateuse...

Le 1er mai, M. Panas fait le redressement de la paupière supérieure droite avec transplantation du sol ciliaire.

Il place cinq points de suture et fait un pansement compressif. La chute spontanée des fils a lieu le cinquième jour qui a suivi l'opération.

Le 30, la malade, heureuse de voir la paupière supérieure si bien redressée, vient réclamer la même opération pour la paupière inférieure du même côté.

Le 1er juin, on pratique l'opération d'après le procédé de M. Panas. Comme la paupière était considérablement renversée, et à cause surtout de la tendance au symblépharon, on fait l'excision d'un lambeau d'une largeur d'un demi-centimètre au moins. On applique quatre points de suture et on fait un pansement compressif.

48 heures après l'opération, la cicatrisation était parfaite, et le redressement complet ; on enlève les quatre sutures.

Exeat le 12. Les deux paupières sont dans leur position normale. La cornée a notablement gagné en transparence.

OBSERVATION VIII

(Service de M. le professeur Panas (mai 1873). — Thèse du docteur Menu).

Trichiasis inférieur O D G. — Procédé de Panas. — Excellents résultats.

Marie G. ., 21 ans, demoiselle de magasin, entre, le 7 mai 1873, à l'hôpital Lariboisière, service de M. Panas.

Elle a toujours eu mal aux yeux, et elle se rappelle vaguement qu'elle a été traitée vers l'âge de 10 ans pour des granulations. Il y a cinq ans que les cils ont commencé à lui entrer, dans l'œil gauche d'abord, puis, quelque temps après, dans l'œil droit. Elle a été soignée longtemps par Sichel et Desmarres, qui lui mettaient du collyre au nitrate d'argent, et lui arrachaient les cils tous les 8 jours à peu près. Elle a suivi ce traitement pendant trois ans. Lassée de n'avoir pas d'amélioration durable, elle entra au mois de janvier à l'hôpital de la Pitié. M. Terrier lui fit aux deux paupières l'opération de Pagenstecher. Elle resta quelque temps dans la salle comme infirmière et repartit sans avoir été débarrassée complètement de son entropion.

C'est quatre mois après cette dernière opération qu'elle entra dans le service, salle Saint-Marthe, n° 12.

Les conjonctives bulbaires ont une teinte bistre, due à l'emploi prolongé de collyre au nitrate d'argent.

Les conjonctives palpébrales sont remplacées par un tissu cicatriciel. Dans les culs-de-sac, on retrouve encore des granulations. La cornée droite est terne et dépolie, mais permet encore de distinguer le fond de l'œil et de constater la structure myopique de l'organe. La cornée gauche est infiltrée de dépôts plastiques, visibles surtout par l'éclairage oblique, qui empêchent de voir le fond de l'œil. Çà et là, sur les deux cornées, des vaisseaux de nouvelle formation qui se sont développés à la suite de kératites multiples, et qui sont apparents surtout à la loupe.

Les deux paupières inférieures sont renversées dans toute leur étendue. Les cils qui ont été arrachés pendant 3 ans sont déformés et amincis, mais toujours très nombreux, ils frottent contre la moitié inférieure de la cornée. La paupière supérieure droite n'est atteinte d'entropion que dans sa moitié externe. Les cils qui ont aussi été arrachés repoussent irrégulièrement, en sorte que, outre l'entropion, il y a du distichiasis.

Photophobie assez vive avec larmoiement continuel.

$S = \frac{1}{10}$ pour OD et $\frac{1}{13}$ pour OG

Le 8, on pratique le redressement de la paupière inférieure droite par le procédé de Panas ; on met quatre points de suture.

Le 10, il n'y a pas trace d'inflammation ; la réunion a lieu par première intention. Les fils sont laissés en place et tombent spontanément le 14. Il y a seulement un peu de suppuration sur leur trajet.

Comme le renversement de la paupière était très prononcé, on a laissé les fils en place, de façon à obtenir quatre petites cicatrices verticales capables d'augmenter le redressement.

Le 12 juin, on fait à la paupière gauche la même opération, qui avait donné à droite un si brillant résultat ; on applique également quatre points de suture.....

Quelque temps après, les deux paupières inférieures ne paraissent pas avoir la moindre tendance à se renverser de nouveau.

Les deux cornées sont d'une limpidité parfaite.

OBSERVATION IX

(Clinique du docteur Dianoux (avril 1885). — Thèse de Branchu, 1885)

Trichiasis inférieur droit. — Marginoplastie d'après le procédé de Dianoux. — Guérison

Victorine Le Guillau, 15 ans, travaille chez un marchand de laine. Elle a eu, il y a deux ans, des granulations qui laissèrent après elles un trichiasis de la paupière inférieure droite et un pannus des deux cornées. Son trichiasis fut traité d'abord par l'épilation, puis par les ligatures sous-cutanées.

Il y a six mois, M. Dianoux pratiqua sur la paupière la marginoplastie, d'après sa méthode.

Cette jeune fille rentre à l'hôpital le 15 avril 1885, pour se faire traiter des pannus qui occupent les deux cornées.

Actuellement, les cils sont bien placés. Le lambeau cutané, devenu muqueux, constitue en partie le bord ciliaire et est en partie retourné en dedans.

OBSERVATION X

(Service de M. le docteur Nicati. — Thèse de Adoul 1885)

Trichiasis inférieur droit. — Procédé Nicati donne plein résultat.

La sœur Sainte-Marguerite, âgée de 32 ans, vient à la clinique en juin 1883. Fille de père et mère granuleux, elle souffre elle-même des yeux depuis son enfance. A son arrivée, l'examen montre, à l'œil gauche, un pannus récidivé qui la conduit encore à la clinique aujourd'hui. L'œil droit est atteint d'un leucome staphylomateux et d'un entropion cicatriciel, à la paupière inférieure. Le 20 novembre 1883, M. Nicati pratique la marginoplastie telle que nous l'avons décrite. L'opération réussit bien et l'entropion ne fait plus souffrir la malade. Le 7 février 1884, des accidents glaucomateux apparaissent et l'iridectomie externe est pratiquée. Enfin, le 2 novembre 1884, les accidents augmentant, l'énucléation de l'œil droit est devenue nécessaire.

Le 1er avril 1885, nous revoyons cette malade. La cavité orbitaire a considérablement diminué, de manière à rendre difficile le placement d'un œil artificiel, et, de plus, la paupière supérieure, n'ayant plus de point d'appui, a basculé et un entropion s'est produit Si nous examinons la cavité orbitaire elle-même, nous voyons une bride cicatricielle partant de la marge supérieure et réduisant le sac à un minimum ; les cils de la paupière supérieure touchent la surface, toute de peau, obtenue par la conjonctivoplastie. Pas de trace d'irritation, la peau du lambeau, exposée à l'air, conserve pourtant encore l'aspect d'une muqueuse.

OBSERVATION XI

(Service de M. le professeur Panas. — Tirée de la thèse de Menachem, novembre 1897)

Trichiasis inférieur gauche. — Procédé de Panas. — Heureux résultat.

Félicie Carlier, âgée de 38 ans, exerçant la profession de passementière. Cette malade est atteinte d'un vieux trachome ayant entropionné les quatre paupières. Les cornées devenues troubles, sa conjonctivite intense, sa photophobie, la rendent infirme, la malade peut à peine se conduire et ne peut plus se livrer à aucun travail utile.

M. le professeur Panas l'opère le 3 novembre, à la cocaïne, pour la paupière supérieure du côté gauche. La semaine d'après, la même opération est faite à la paupière inférieure du même côté et toujours à la cocaïne.

Quinze jours après la deuxième opération, M. le professeur Panas, après anesthésie préalable par le chloroforme, applique son procédé sur les deux paupières du côté droit. Dans toutes ces interventions, l'écoulement sanguin a été insignifiant.

Tout s'est passé bien régulièrement ; nous avons revu la malade au commencement de décembre. Elle ouvre et ferme les yeux avec la plus grande facilité. Les cils, aux quatre paupières, sont dirigés normalement. Toute cause d'irritation du côté de l'œil ayant disparu, la sécrétion purulente a disparu, la conjonctive a repris sa transparence et la cornée ne présente plus que quelques nébulosités, en dehors du champ pupillaire. Cette malade a repris son métier de passementière, qu'elle avait abandonné depuis trois ans.

CONCLUSIONS

1° Le trichiasis est relativement rare à la paupière inférieure. Les lésions portent surtout sur le bord marginal, qui est atrophié et détruit en grande partie.

2° Les procédés employés par les divers auteurs ne sont pas, pour la plupart, spéciaux à la paupière inférieure. Seuls, Panas, Nicati et Dianoux ont opéré par leurs procédés respectifs des trichiasis inférieurs.

3° La pratique de M. le professeur Truc est la suivante : le procédé en vanne a été ordinairement employé et a donné des résultats excellents. Dernièrement, dans un cas de trichiasis total, avec destruction presque complète du bord marginal, chez une lymphatique, le procédé de Junge a fait obtenir une guérison complète.

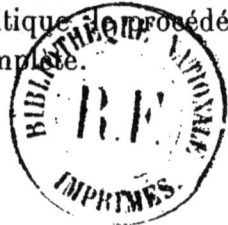

BIBLIOGRAPHIE

1873. MENU (J.-O.). — De la transplantation du sol ciliaire comme méthode du traitement du trichiasis et de l'entropion chronique, Th. de Paris, t. XIV, n° 472.

1883. PARANT. — Traitement du trichiasis et de l'entropion par la tarsoplastie. Thèse de Lyon, t. III, n° 248.

1885. BRANCHU. — De la transplantation du sol ciliaire dans le trichiasis et l'entropion. Thèse de Paris, t. III, n° 218.

1885. ADOUL. — De l'entropion. Thèse de Montpellier, n° 18.

1894. PANAS. — Traité des maladies des yeux. Paris.

1894. TRUC et VALUDE. — Nouveaux éléments d'ophtalmologie. Paris, t. II.

1894. TRUC et VILLAR. — Tarso-marginoplastie à lambeau pédiculé pour la paupière supérieure (*Annales d'oculistique*).

1897. CADER. — Du traitement de l'ectropion lacrymal. Thèse de Montpellier.

1897. MENACHEM. — Contribution à l'étude du trichiasis et du distichiasis. Th. de Paris.

1898. LEPRINCE. — Traité de l'ectropion lacrymal. Th. de Montpellier.

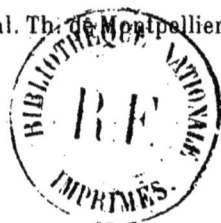